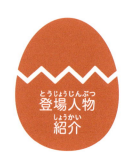

登場人物
紹介

空田タロー

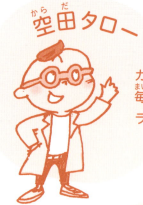

カラダ研究所で
毎晩研究している。
ラーメンが大好き。

大森玉子

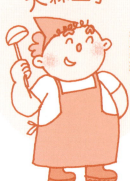

卵が大好きな
給食室の先生。
ちょっと太りぎみ。

所長

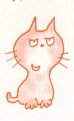

カラダ研究所に
すみついているネコ。
タローより先輩なので、
こうよばれている。

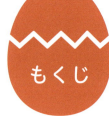

もくじ

栄養とカラダ

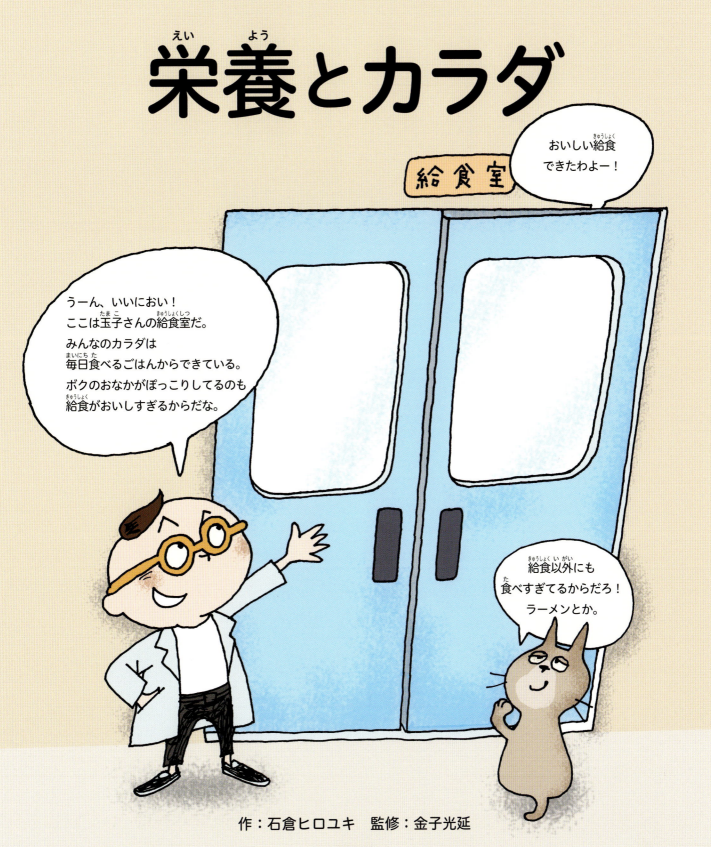

作：石倉ヒロユキ　監修：金子光延

偕成社

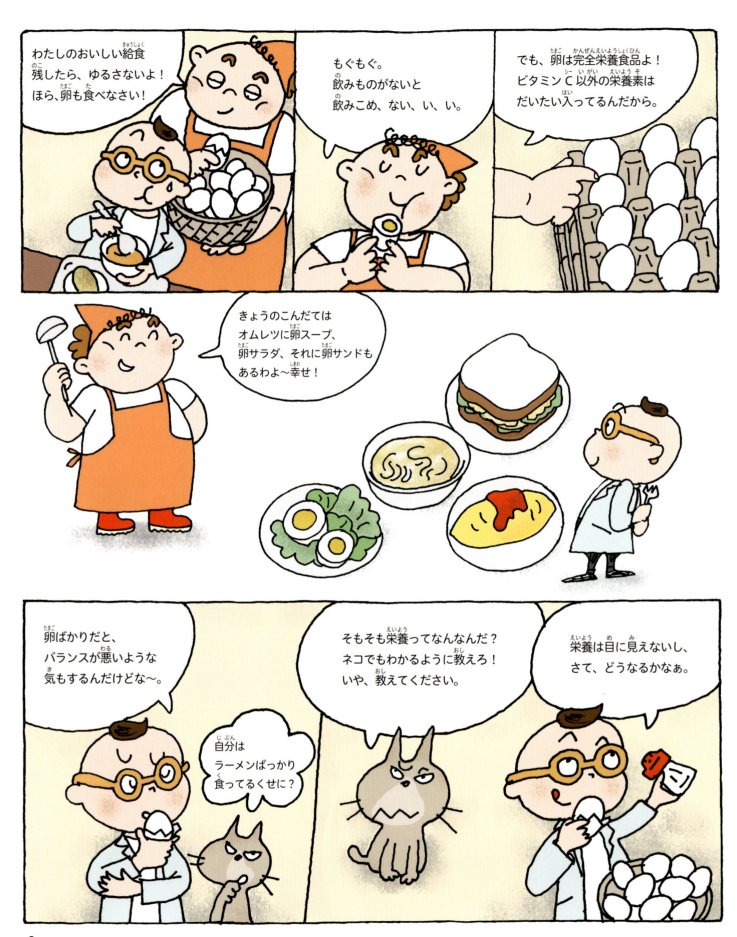

栄養とカラダの数字いろいろ

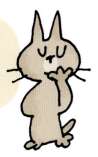

毎日のごはんは、なんのために食べるのかニャ？
食べないとおなかがすいちゃうし、おいしいから食べてるけど、
どうやらカラダの中で大切な役割があるみたいだ。

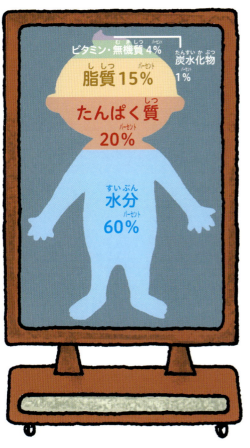

ビタミン・無機質 4%
炭水化物 1%
脂質 15%
たんぱく質 20%
水分 60%

カラダマップ
カラダ研究所にある最新コンピューター。大画面と音声で、カラダにまつわるいろいろなことを教えてくれる。

カラダは食べものからできているよ！

ひとのカラダは、ふだんの食事からとりいれた成分でつくられています。中でもいちばん多いのは、水分。カラダの半分以上は、水でできているのです。

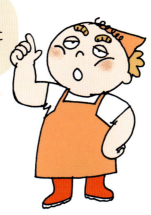

食べたものがカラダの材料になるのね！

1日に必要な野菜は350g

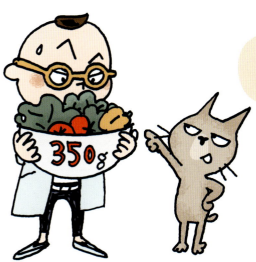

こんなにいっぱい食べてるかニャ？

野菜には、カラダに必要な栄養素がたくさんふくまれています。健康のためには、1日に350g以上の野菜を食べるとよいといわれています。

栄養素ってなんだろう？

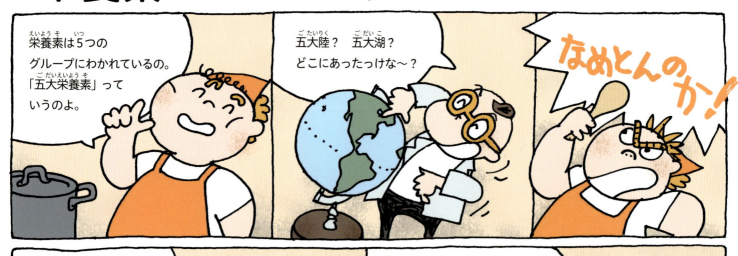

栄養素は5つの
グループにわかれているの。
「五大栄養素」って
いうのよ。

五大陸？　五大湖？
どこにあったっけな〜？

なめとんのか！

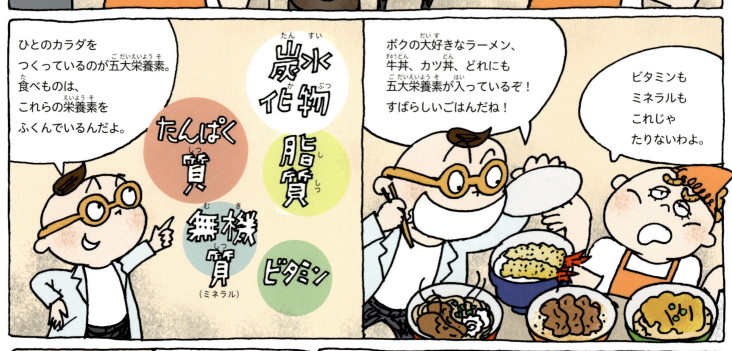

ひとのカラダを
つくっているのが五大栄養素。
食べものは、
これらの栄養素を
ふくんでいるんだよ。

炭水化物

たんぱく質

脂質

無機質
（ミネラル）

ビタミン

ボクの大好きなラーメン、
牛丼、カツ丼、どれにも
五大栄養素が入っているぞ！
すばらしいごはんだね！

ビタミンも
ミネラルも
これじゃ
たりないわよ。

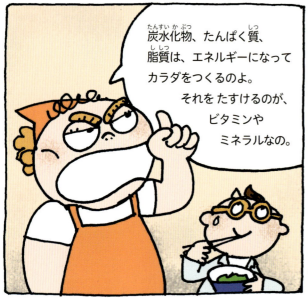

炭水化物、たんぱく質、
脂質は、エネルギーになって
カラダをつくるのよ。
それを たすけるのが、
ビタミンや
ミネラルなの。

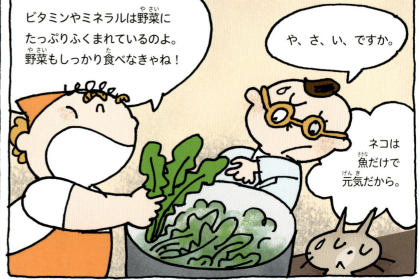

ビタミンやミネラルは野菜に
たっぷりふくまれているのよ。
野菜もしっかり食べなきゃね！

や、さ、い、ですか。

ネコは
魚だけで
元気だから。

五大栄養素

カラダは、食べものにふくまれる栄養素をとりいれることで活動しています。中でも「炭水化物」「たんぱく質」「脂質」「ビタミン」「無機質（ミネラル）」の5つは「五大栄養素」といって、カラダにとって欠かせない栄養素です。

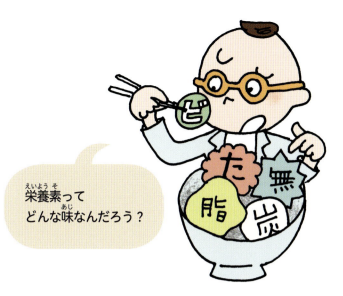

栄養素って
どんな味なんだろう？

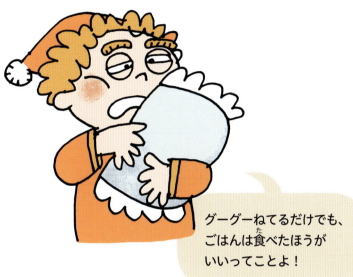

グーグーねてるだけでも、
ごはんは食べたほうが
いいってことよ！

カラダを動かす「エネルギー」

カラダを動かしたり、頭を使ったりするための燃料のようなもののことを、「エネルギー」といいます。心臓を動かしたり、つめをのばしたり、呼吸をしたり、何をしていても、カラダはつねにエネルギーを使っています。

五大栄養素の中でも、エネルギーを生みだすことのできる「炭水化物」「たんぱく質」「脂質」の3つを、「三大栄養素」といいます。

エネルギーの量を表す「カロリー」

「カロリー」は、その食べものにどのくらいのエネルギーがふくまれているかを表す単位のことです。

カロリーが大きい食べものほど、より大きなエネルギーに変わり、カラダをはたらかせるみなもとになるのです。

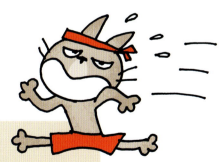

たくさん動くと
それだけたくさんの
エネルギーが使われるってワケね。
あまったらどうなるのかニャ？

カラダと脳の動力源！炭水化物

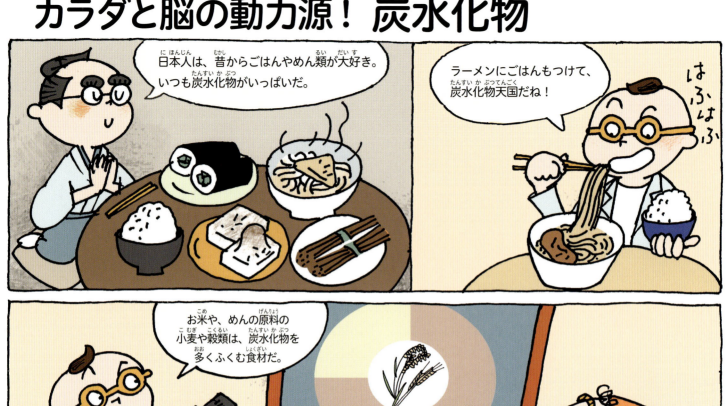

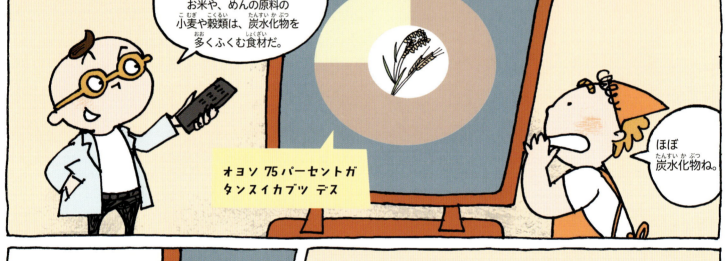

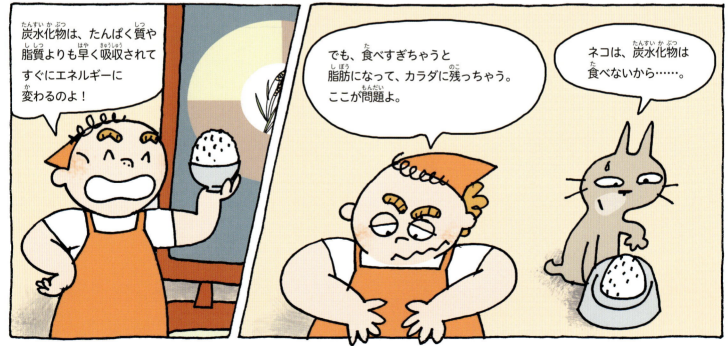

ごはんやパンにふくまれる

炭水化物は、ごはんやパン、めん類などの主食にたくさんふくまれる栄養素です。「糖質」と「食物せんい」の、ふたつにわけられます。

このうち、エネルギーとして使われるのは、「糖質」です。糖質は、カラダの中ですばやく吸収され、すぐにエネルギーとして使うことができます。

食物せんい自体にはほとんどエネルギーはありませんが、腸の中で大切なはたらきをしています。

👓 くわしくはP.16-17も見てみよう！

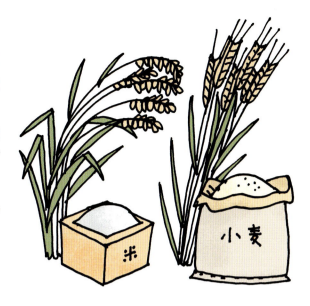

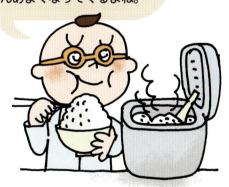

糖質は、あまい味だよ。
ごはんをかんでいると、
だんだんあまくなってくるよね。

脳のエネルギーになる！

脳は、糖質をおもなエネルギーとして使っています。そのため、たんぱく質や脂質をしっかりとっていても、糖質がたりないと、脳がきちんとはたらきません。

炭水化物をとりすぎると、糖質をエネルギーとして使いきれず、脂肪としてカラダにたくわえられます。

糖質を多くふくむ食べもの

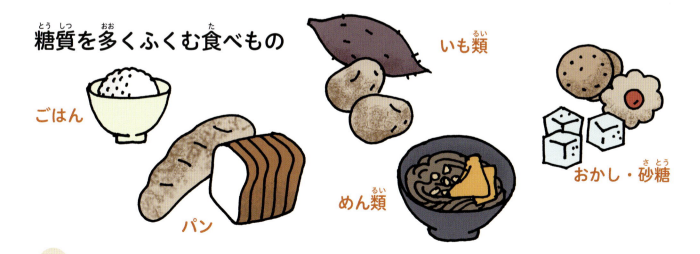

ごはん

パン

いも類

めん類

おかし・砂糖

補足　脂肪：カラダにたくわえられ、エネルギー源となるもの。ふえすぎると、肥満になります。
糖質：糖質が多くふくまれるおかしや砂糖をいちどにとりすぎると、肥満や糖尿病などの病気を引きおこす原因となります。食べすぎには注意が必要です。

カラダをつくるもとになる！ たんぱく質

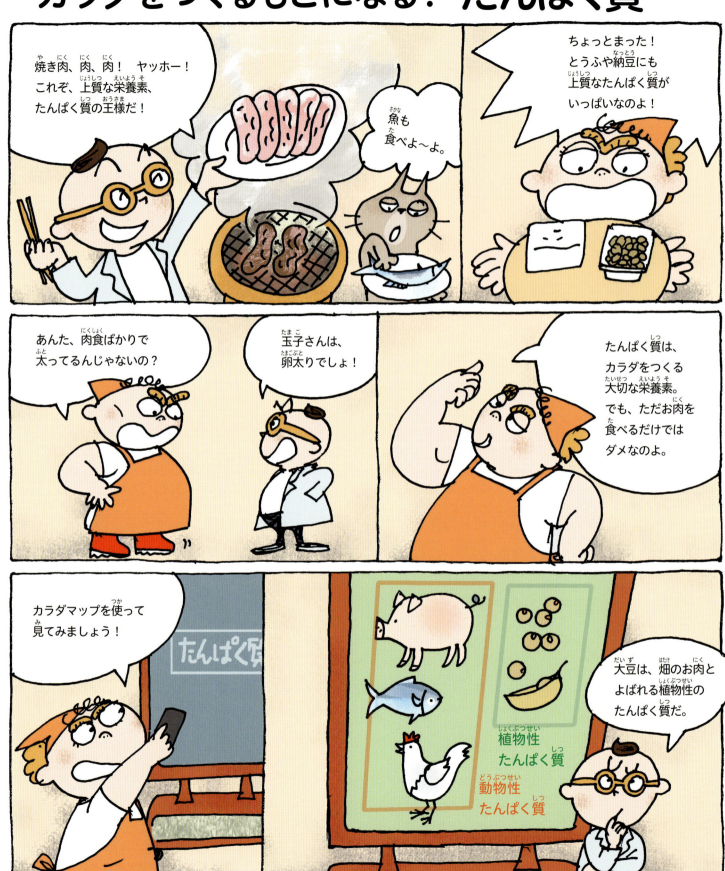

カラダをつくるたんぱく質

たんぱく質は、おもにカラダをつくる材料になります。カラダをつくる成分のうち、水分のつぎに多いのはたんぱく質です。皮ふや筋肉、つめ、かみの毛など、カラダのほとんどの部分が、たんぱく質でできているのです。

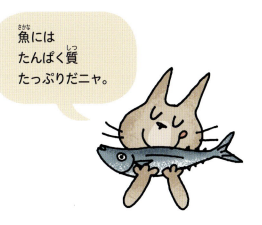

魚にはたんぱく質たっぷりだニャ。

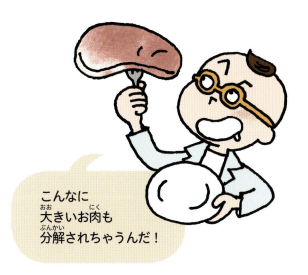

こんなに大きいお肉も分解されちゃうんだ！

「アミノ酸」に変わるよ！

たんぱく質は、そのままではカラダに吸収することができません。そのため、カラダにとりいれやすい「アミノ酸」へと分解されてとりいれられています。
たんぱく質をつくるアミノ酸は、全部で20種類あります。このうち、カラダの中でつくることができず、食べものからとる必要がある「必須アミノ酸」は9種類あり、カラダにとってなくてはならない栄養素です。

たんぱく質を多くふくむ食べもの

肉や魚などの動物にふくまれるものを「動物性たんぱく質」、野菜やくだものなどの植物にふくまれるものを「植物性たんぱく質」といいます。このふたつをバランスよくとることが大切です。

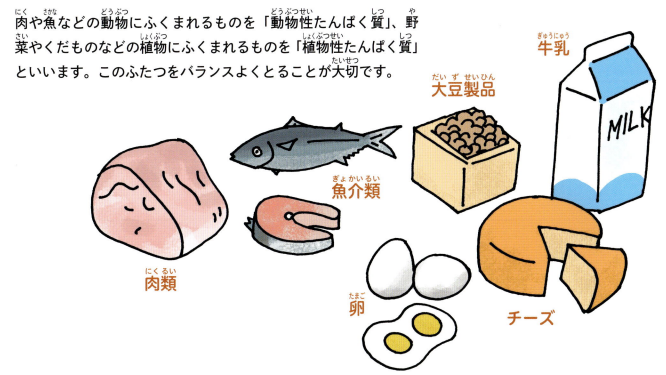

牛乳
大豆製品
魚介類
肉類
卵
チーズ

大きなエネルギーになる 脂質

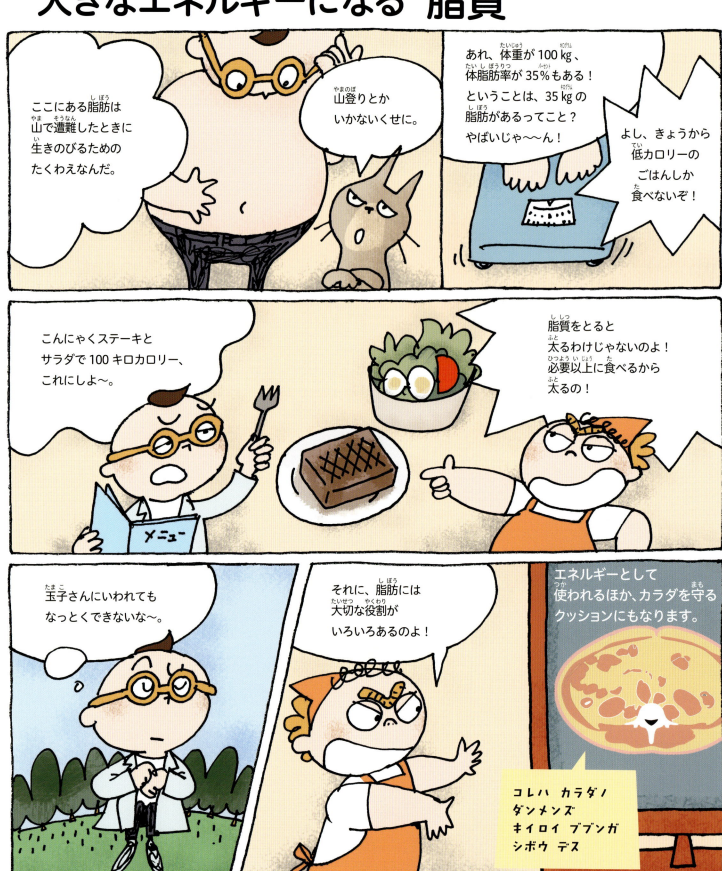

少しの量で 大きなエネルギーに

脂質は、肉や魚の脂身、植物油など「あぶら」とよばれるものに多くふくまれる栄養素です。脂質には、糖質やたんぱく質とくらべて2倍以上のカロリーがあるので、少しの量でも、大きなエネルギーをとりいれることができます。

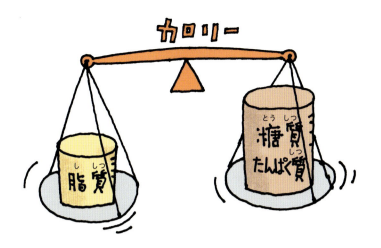

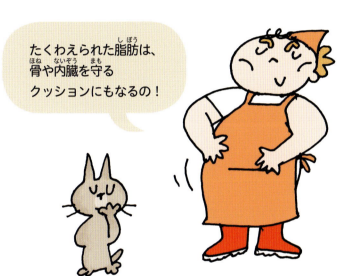

たくわえられた脂肪は、骨や内臓を守るクッションにもなるの！

たくわえておけるよ！

エネルギーや、カラダの材料として使い切れなかった脂質は、体脂肪として皮ふの下や内臓にたくわえられます。おなかがすいていたり、激しい運動をしてエネルギーがたりなくなったときは、脂肪を分解して、エネルギーとして使うことができます。

脂質を多くふくむ食べもの

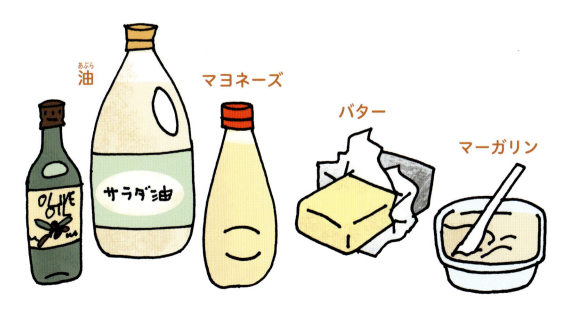

油　　マヨネーズ　　バター　　マーガリン

OLIVE OIL

サラダ油

三大栄養素をサポート！ ビタミン

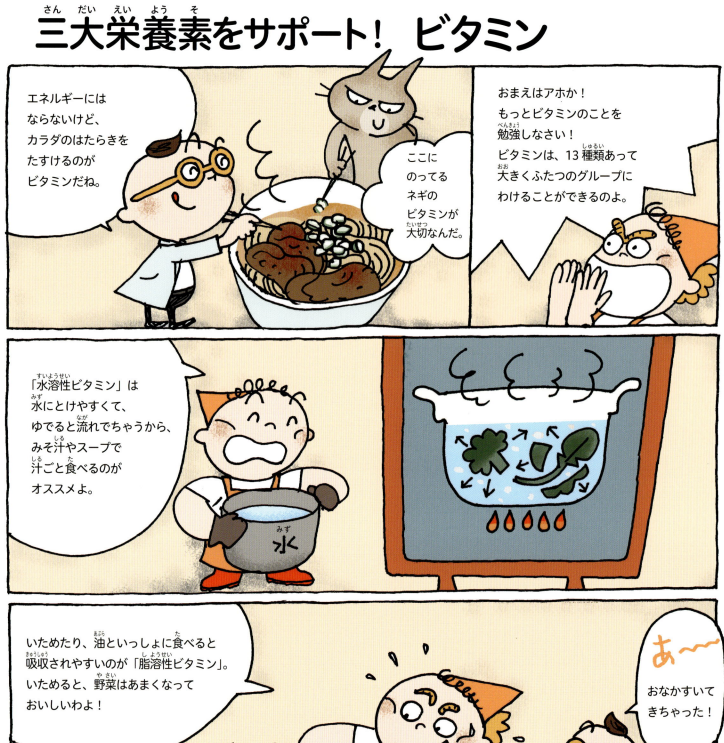

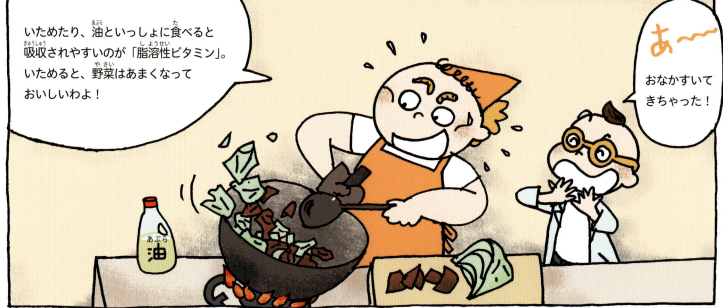

少しでもとっても大切！

ビタミンは、いろいろな食べものに少しずつふくまれている栄養素です。おもに、三大栄養素がエネルギーやカラダをつくるためのサポートをします。
カラダに必要なビタミンはぜんぶで 13 種類あり、性質のちがいによって、「脂溶性ビタミン」と「水溶性ビタミン」のふたつのグループにわけられます。はたらきはさまざまで、それぞれがたすけあってはたらいています。

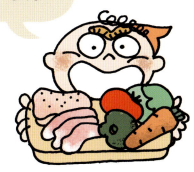

肉も野菜も
食べるのよ！

脂溶性ビタミン

油にとけやすく、熱に強いビタミンのこと。脂溶性ビタミンを多くふくむ食べものは、油でいためたりすると、よりカラダに吸収されやすくなります。ただし、たくさんとりすぎると、カラダによくない影響をあたえることもあります。

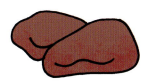

レバー（ビタミン A）

うなぎ（ビタミン A、E）

サケ（ビタミン D）

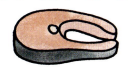

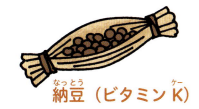

納豆（ビタミン K）

豚肉・ブロッコリー・卵など
（ビタミン B 群）

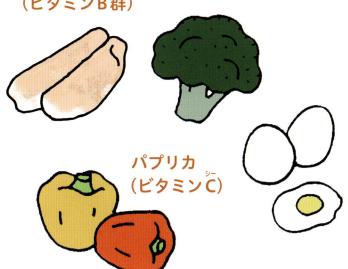

パプリカ
（ビタミン C）

水溶性ビタミン

水にとけやすく、熱に弱いビタミンのこと。料理をするとちゅうでこわれてしまったり、水に流れだしたりしやすいので、素材のまま食べることで多くとりいれられます。
たくさんとっても、必要なぶん以外はおしっことして外に出されてしまうので、こまめにとることが大切です。

水や土にふくまれる　無機質（ミネラル）

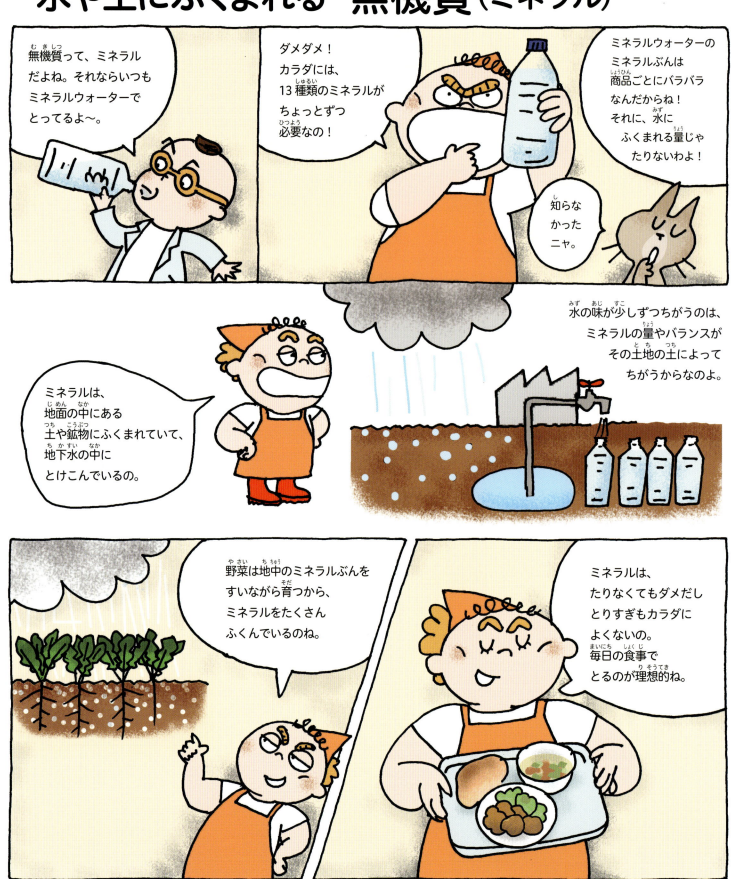

無機質って、ミネラルだよね。それならいつもミネラルウォーターでとってるよ～。

ダメダメ！カラダには、13種類のミネラルがちょっとずつ必要なの！

ミネラルウォーターのミネラルぶんは商品ごとにバラバラなんだからね！それに、水にふくまれる量じゃたりないわよ！

知らなかったニャ。

ミネラルは、地面の中にある土や鉱物にふくまれていて、地下水の中にとけこんでいるの。

水の味が少しずつちがうのは、ミネラルの量やバランスがその土地の土によってちがうからなのよ。

野菜は地中のミネラルぶんをすいながら育つから、ミネラルをたくさんふくんでいるのね。

ミネラルは、たりなくてもダメだしとりすぎもカラダによくないの。毎日の食事でとるのが理想的ね。

カラダに必要な「鉱物」？

無機質とは、もともと土や岩などの鉱物にふくまれている成分のことで、カラダの中でつくることはできません。
雨が地面にしみこむと、鉱物がゆっくりととけだし、地下水や川、海などに流れていきます。鉱物をふくんだ土で育った野菜、川や海で育った魚には、無機質がたくさんふくまれています。それを食べることで、カラダに無機質がとりいれられるのです。

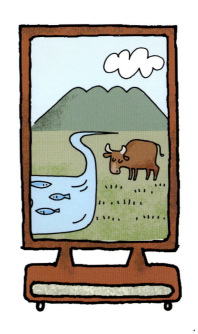

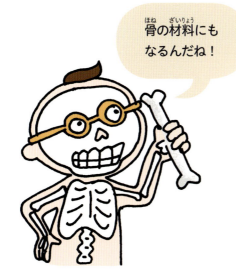

骨の材料にもなるんだね！

いろいろなはたらきがあるよ！

無機質は、種類によってさまざまなはたらきをしています。たとえばカルシウムは、骨や歯の材料となって、成長をたすけます。また、筋肉を動かしたり、食べものの味を感じられるようにしたりするものもあります。
ふくまれる無機質の種類は、食べものによってちがいます。いろいろな種類の食べものを少しずつ食べて、バランスよくとることが大切です。

無機質を多くふくむ食べもの

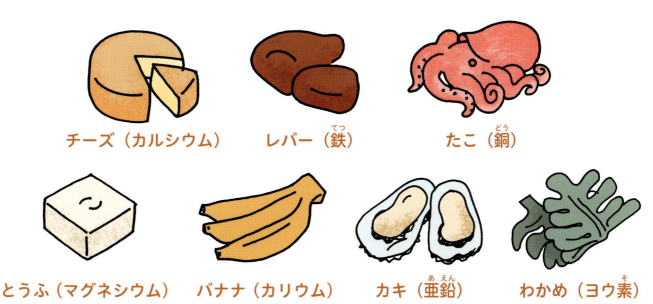

チーズ（カルシウム）　　レバー（鉄）　　たこ（銅）

とうふ（マグネシウム）　バナナ（カリウム）　カキ（亜鉛）　わかめ（ヨウ素）

15

腸の中をきれいにおそうじ！ 食物せんい

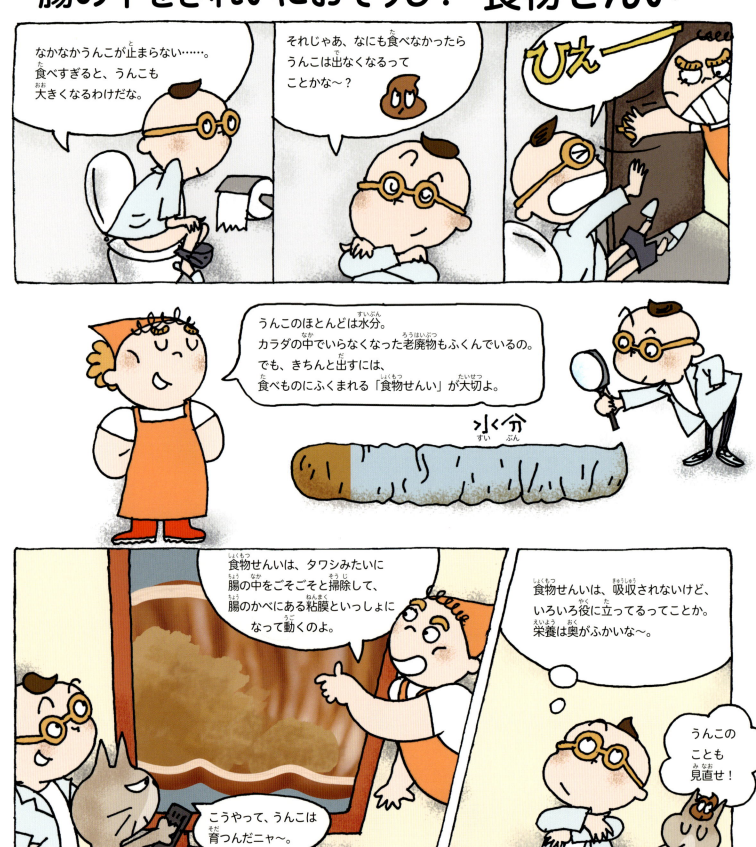

くわしくは①『うんことカラダ』も見てみよう！

食物せんいは「第六の栄養素」

食物せんいは最後までカラダに吸収されません。そのかわり、うんこのかさをふやして出しやすくしたり、腸の中をきれいにしたりします。

栄養素をとるだけではなく、カラダにいらなくなったものをきちんと外に出すことも大切。そのため、食物せんいは「第六の栄養素」とよばれています。

両方のバランスが大切なんだね！

水にとけるか、とけないか
食物せんいは2種類あるよ！

食物せんいには、水にとける「水溶性食物せんい」と、水にとけない「不溶性食物せんい」の2種類があります。

水溶性食物せんいは、おなかの中で水にとけてゼリー状になり、うんこのすべりをよくしてくれます。不溶性食物せんいはうんこのかさをふやして腸を刺激し、外へ出しやすくします。どちらもカラダにとって大切なはたらきをします。

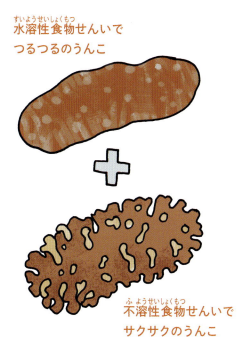

水溶性食物せんいでつるつるのうんこ

＋

不溶性食物せんいでサクサクのうんこ

食物せんいを多くふくむ食べもの

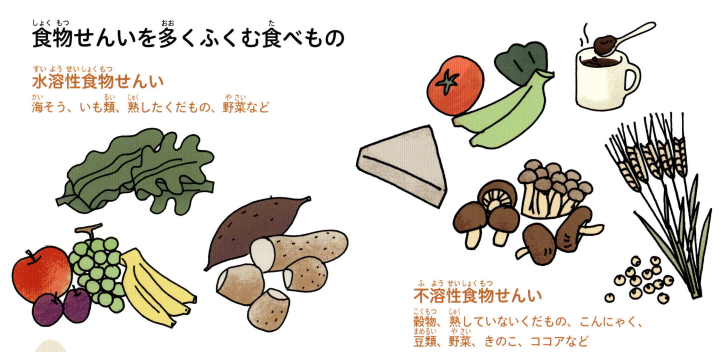

水溶性食物せんい
海そう、いも類、熟したくだもの、野菜など

不溶性食物せんい
穀物、熟していないくだもの、こんにゃく、豆類、野菜、きのこ、ココアなど

補足　粘膜：口の中や内臓をおおう、やわらかくしめった膜のこと。

17

栄養素はどこで吸収されるの？

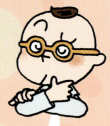

うーん、栄養素のことはだいぶわかった気がするけど、どうやってカラダの中に吸収されていくんだろう？

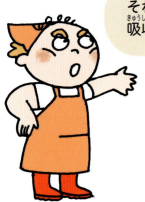

それじゃあ、カラダマップで吸収のしくみをくわしく見てみましょう！

十二指腸

2種類の強力な消化液を出して、食べものにふくまれる栄養素のほとんどを分解します。

目に見えない大きさまで小さく

食べものは、そのままではカラダに吸収することができません。歯ですりつぶしたり、胃でドロドロにとかしたり、十二指腸で強力な消化液をかけたりして、細かく分解していきます。顕微鏡を使わないと見えないくらいの大きさまで小さくなると、カラダに吸収されていくのです。

くわしくは①『うんことカラダ』も見てみよう！

小腸

食べものにふくまれる栄養素の約90％を吸収します。また、そのほとんどを上から3分の1ほどの「空腸」という部分で吸収しています。

18

食べ物の通り道「消化管」

食べものは、口から入って胃・十二指腸・小腸・大腸と、1本の管の中をすすんでいきます。食べものが通るこの道すじを「消化管」といいます。食べものは、ここを通るあいだに分解され、吸収できる大きさになったものから、消化管のかべに吸収されていきます。

栄養素を吸収する「小腸」

小腸は、ぐるぐると丸まっていますが、まっすぐにのばすと6～7mほどもある、消化管の中でもいちばん長い器官です。ほとんどの栄養素は小腸を通るあいだに吸収されます。

胃

食べものをとかして、カラダに吸収しやすくします。アルコールなど、一部の成分を吸収するはたらきもあります。

空腸

大腸

おもに水分を吸収します。また、小腸で吸収されなかった、わずかな栄養素も吸収します。

「小さな腸」っていうわりには長〜くてだいじな場所なんだね！

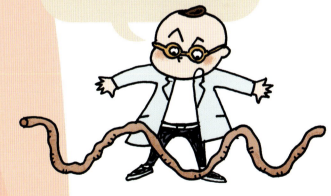

補足　消化液：食べものを小さく分解し、栄養素の吸収をたすける液体のこと。
アルコール：お酒などにふくまれる成分。お酒を飲んでよっぱらうのは、アルコールのはたらきによるものです。

吸収された栄養素はどこへいく？

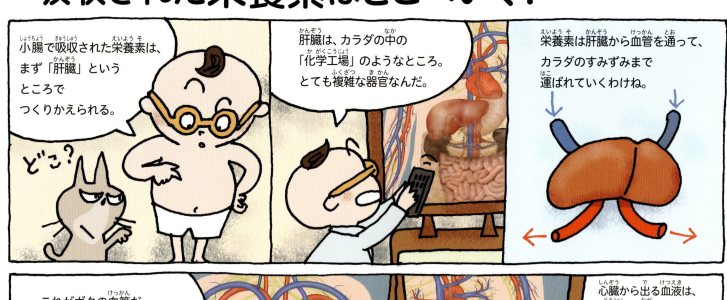

小腸で吸収された栄養素は、まず「肝臓」というところでつくりかえられる。

どこ？

肝臓は、カラダの中の「化学工場」のようなところ。とても複雑な器官なんだ。

栄養素は肝臓から血管を通って、カラダのすみずみまで運ばれていくわけね。

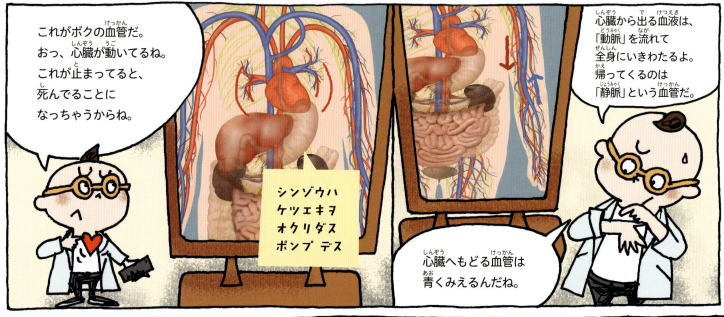

これがボクの血管だ。おっ、心臓が動いてるね。これが止まってると、死んでることになっちゃうからね。

シンゾウハ
ケツエキヲ
オクリダス
ポンプ デス

心臓へもどる血管は青くみえるんだね。

心臓から出る血液は、「動脈」を流れて全身にいきわたるよ。帰ってくるのは「静脈」という血管だ。

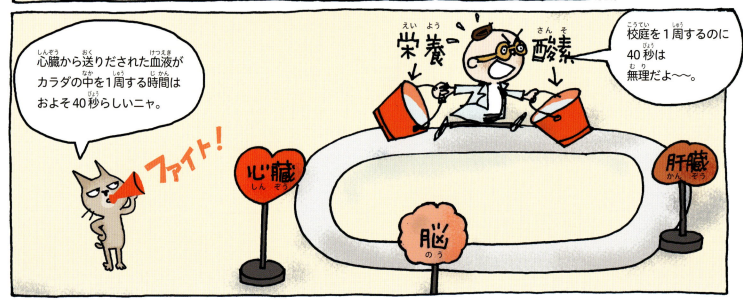

心臓から送りだされた血液がカラダの中を1周する時間はおよそ40秒らしいニャ。

ファイト！

栄養

酸素

校庭を1周するのに40秒は無理だよ〜〜。

心臓

脳

肝臓

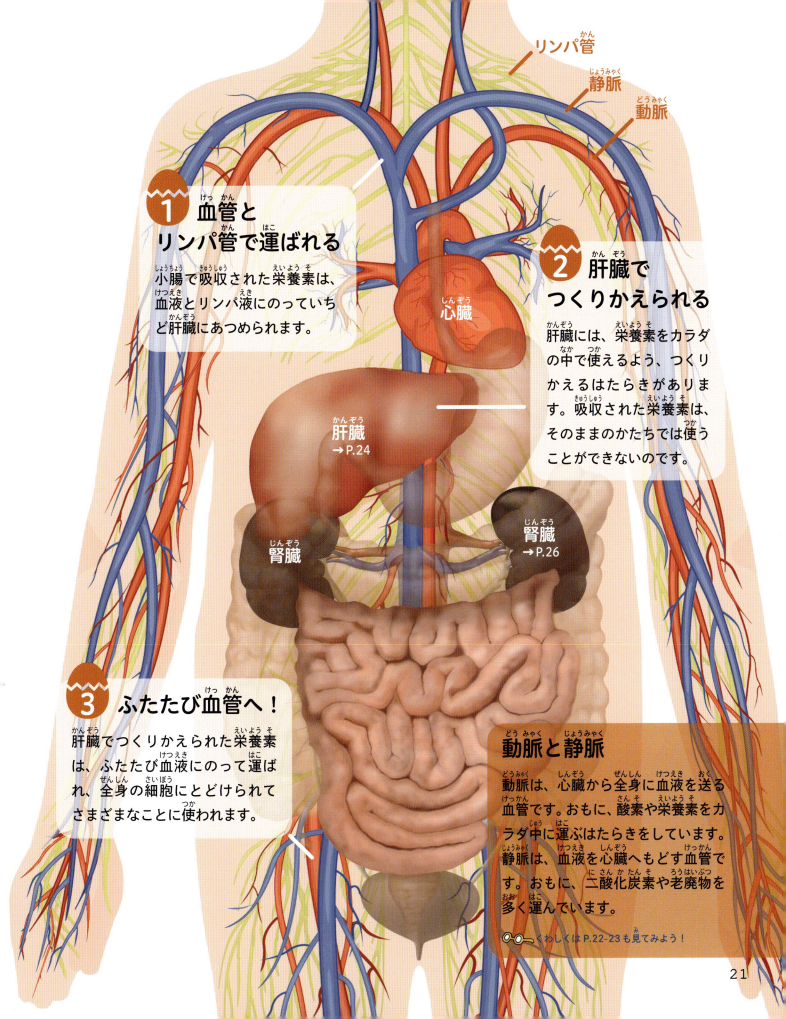

リンパ<ruby>管<rt>かん</rt></ruby>

<ruby>静脈<rt>じょうみゃく</rt></ruby>

<ruby>動脈<rt>どうみゃく</rt></ruby>

1 <ruby>血管<rt>けっかん</rt></ruby>と リンパ<ruby>管<rt>かん</rt></ruby>で<ruby>運<rt>はこ</rt></ruby>ばれる

<ruby>小腸<rt>しょうちょう</rt></ruby>で<ruby>吸収<rt>きゅうしゅう</rt></ruby>された<ruby>栄養素<rt>えいようそ</rt></ruby>は、<ruby>血液<rt>けつえき</rt></ruby>とリンパ<ruby>液<rt>えき</rt></ruby>にのっていちど<ruby>肝臓<rt>かんぞう</rt></ruby>にあつめられます。

<ruby>心臓<rt>しんぞう</rt></ruby>

2 <ruby>肝臓<rt>かんぞう</rt></ruby>で つくりかえられる

<ruby>肝臓<rt>かんぞう</rt></ruby>には、<ruby>栄養素<rt>えいようそ</rt></ruby>をカラダの<ruby>中<rt>なか</rt></ruby>で<ruby>使<rt>つか</rt></ruby>えるよう、つくりかえるはたらきがあります。<ruby>吸収<rt>きゅうしゅう</rt></ruby>された<ruby>栄養素<rt>えいようそ</rt></ruby>は、そのままのかたちでは<ruby>使<rt>つか</rt></ruby>うことができないのです。

<ruby>肝臓<rt>かんぞう</rt></ruby>
→ P.24

<ruby>腎臓<rt>じんぞう</rt></ruby>
→ P.26

<ruby>腎臓<rt>じんぞう</rt></ruby>

3 ふたたび<ruby>血管<rt>けっかん</rt></ruby>へ！

<ruby>肝臓<rt>かんぞう</rt></ruby>でつくりかえられた<ruby>栄養素<rt>えいようそ</rt></ruby>は、ふたたび<ruby>血液<rt>けつえき</rt></ruby>にのって<ruby>運<rt>はこ</rt></ruby>ばれ、<ruby>全身<rt>ぜんしん</rt></ruby>の<ruby>細胞<rt>さいぼう</rt></ruby>にとどけられてさまざまなことに<ruby>使<rt>つか</rt></ruby>われます。

<ruby>動脈<rt>どうみゃく</rt></ruby>と<ruby>静脈<rt>じょうみゃく</rt></ruby>

<ruby>動脈<rt>どうみゃく</rt></ruby>は、<ruby>心臓<rt>しんぞう</rt></ruby>から<ruby>全身<rt>ぜんしん</rt></ruby>に<ruby>血液<rt>けつえき</rt></ruby>を<ruby>送<rt>おく</rt></ruby>る<ruby>血管<rt>けっかん</rt></ruby>です。おもに、<ruby>酸素<rt>さんそ</rt></ruby>や<ruby>栄養素<rt>えいようそ</rt></ruby>をカラダ<ruby>中<rt>じゅう</rt></ruby>に<ruby>運<rt>はこ</rt></ruby>ぶはたらきをしています。<ruby>静脈<rt>じょうみゃく</rt></ruby>は、<ruby>血液<rt>けつえき</rt></ruby>を<ruby>心臓<rt>しんぞう</rt></ruby>へもどす<ruby>血管<rt>けっかん</rt></ruby>です。おもに、<ruby>二酸化炭素<rt>にさんかたんそ</rt></ruby>や<ruby>老廃物<rt>ろうはいぶつ</rt></ruby>を<ruby>多<rt>おお</rt></ruby>く<ruby>運<rt>はこ</rt></ruby>んでいます。

くわしくは P.22-23 も<ruby>見<rt>み</rt></ruby>てみよう！

栄養素を運ぶ　血液のはたらき

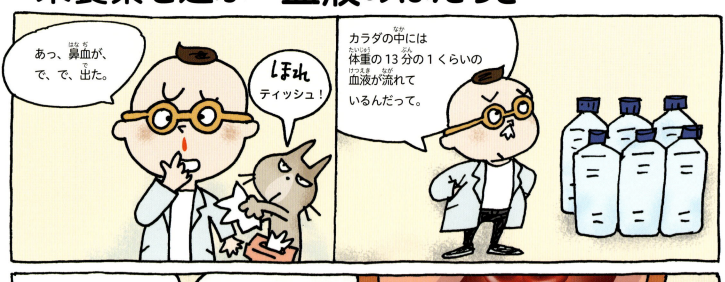

あっ、鼻血が、で、で、出た。

ほれ ティッシュ！

カラダの中には体重の13分の1くらいの血液が流れているんだって。

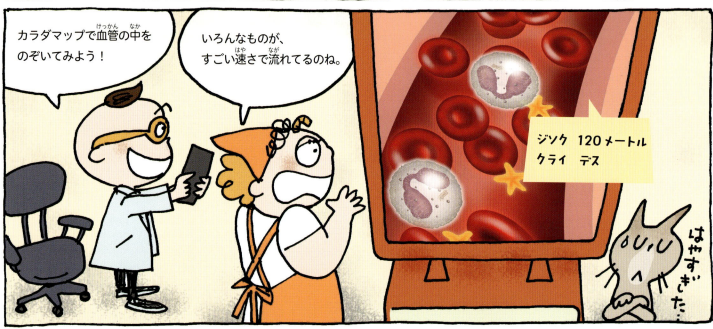

カラダマップで血管の中をのぞいてみよう！

いろんなものが、すごい速さで流れてるのね。

ジソク 120メートル クライ デス

はやすぎた…

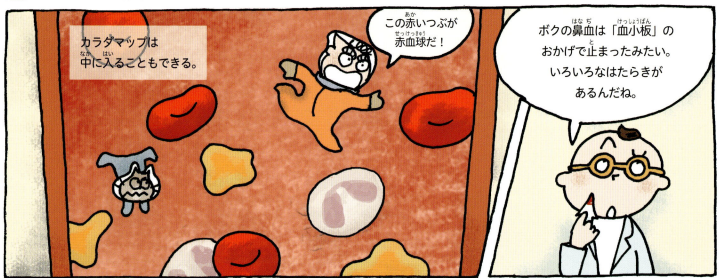

カラダマップは中に入ることもできる。

この赤いつぶが赤血球だ！

ボクの鼻血は「血小板」のおかげで止まったみたい。いろいろなはたらきがあるんだね。

小さなつぶがたくさん！

血液をのぞくと、透明な液体である「血しょう」に、小さなつぶつぶがたくさんうかんでいます。血液の色が赤いのは、その中の「赤血球」が赤い色をしているためなのです。

血液の赤い色は
小さなつぶの色だったのね！

血小板

けがなどで血が出たときに血を固め、出血を止めるはたらきがあります。

赤血球

酸素の受けわたしをします。肺で酸素を受けとったあとはあざやかな赤い色をしていますが、カラダに酸素をわたすと、青っぽくすんだ色になります。

血しょう

ほとんどが水分でできていて、栄養素や酸素、カラダでいらなくなった老廃物がとけこんでいます。カラダをめぐって、細胞に直接栄養をとどけることができます。二酸化炭素を肺に運ぶはたらきもあります。

白血球

体内に入ってきたばい菌からカラダを守るはたらきがあります。

くわしくは④『ばいきんとカラダ』も見てみよう！

かぜのときに出る
うすい黄緑色のたんや鼻水は、
ばい菌とたたかって死んでしまった
白血球のかたまりなんだって！

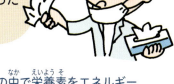

補足　酸素：空気にふくまれる成分で、呼吸によってカラダにとりいれられます。カラダの中で栄養素をエネルギーに変えるために必要です。

二酸化炭素：酸素を使って、カラダの中で栄養素をエネルギーに変えたあとにできる物質。空気にもふくまれる成分で、呼吸によってはきだされます。

老廃物：栄養素をエネルギーに変えるときに同時に生まれる、カラダに不要なもののこと。息をはくときや、うんこ、おしっこにまじって外に出されます。

つくりかえて、たくわえる！　肝臓のはたらき

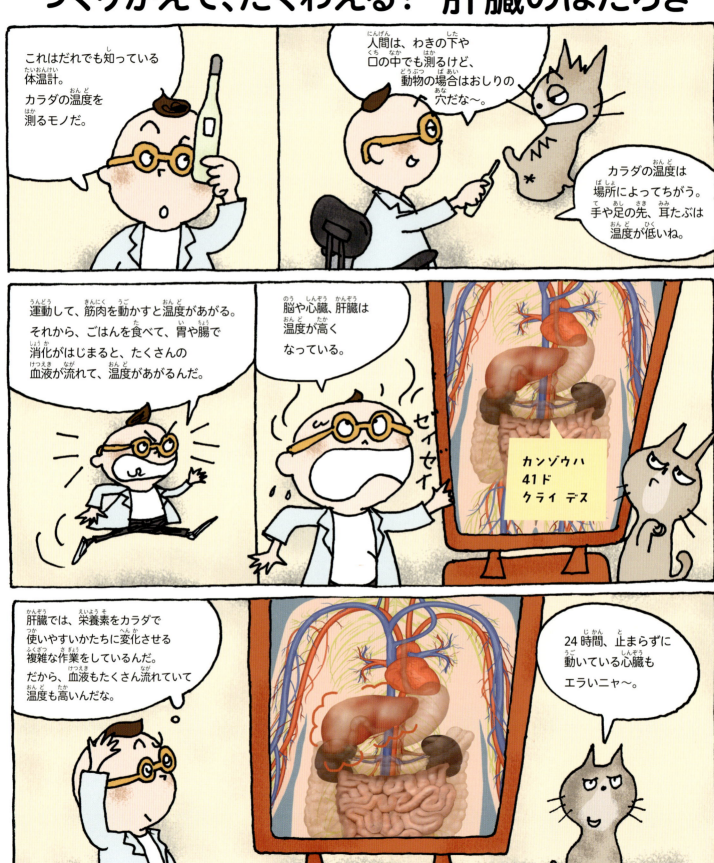

4つの大きなはたらき

肝臓はカラダの中でいちばん大きい器官です。とても複雑なしくみで、500以上のはたらきがあるといわれていますが、栄養に関しては、おもに4つのはたらきがあります。

① 栄養素をつくりかえる

栄養素を吸収する腸から流れてくる血液には、アンモニアなどの毒素もふくまれています。肝臓は、この血液から毒素をとりだして分解し、栄養素を使えるかたちに変えます。

② 栄養素をたくわえる

肝臓では、すぐに使わない脂溶性ビタミンや糖質などの栄養素をたくわえておいて、必要なときに使うことができます。肝臓にためておけないほどあまったときは、脂肪に変えられます。

肝臓のおかげで栄養素が使えていたのね！

肝臓とおなじはたらきをする機関をつくるとしたら、東京23区ほどの巨大な化学工場になるといわれているよ。

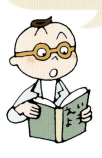

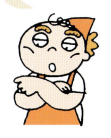

静脈

動脈

胆のう

③ 胆汁をつくる

脂質を分解するはたらきのある「胆汁」という消化液をつくり、たくわえるための「胆のう」へと送ります。

④ 赤血球をリサイクル

古くなった赤血球が肝臓に入ると、使える成分と使えない成分にわけられます。使えるものは、ふたたび栄養として利用され、使えないものは、老廃物としてカラダの外へ出されます。

補足 胆のう：肝臓でつくられた胆汁をためておくための器官。

くわしくは①『うんことカラダ』も見てみよう！

血液をキレイにするよ！ 腎臓のはたらき

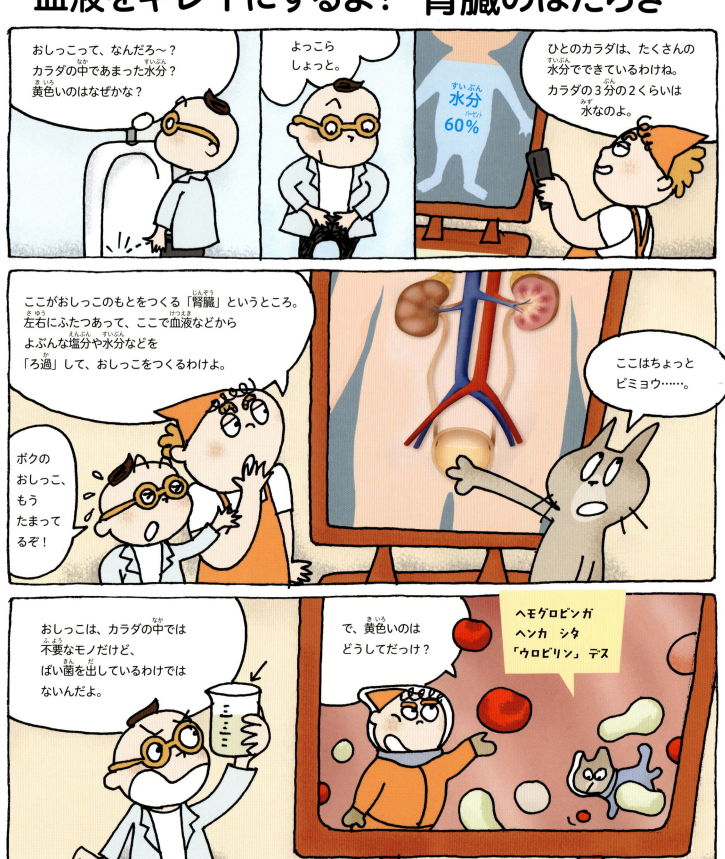

血液から「おしっこのもと」をつくる

腎臓は、血液をろ過して、「おしっこのもと」をつくります。このおしっこのもとには、血液が運んでいた、よぶんな老廃物や毒素がふくまれています。腎臓では、1日に100〜200ℓ もの、おしっこのもとがつくられています。

心臓

静脈

動脈

腎臓

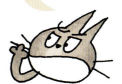

おしっこが血液からつくられるなんて知らなかったニャ！

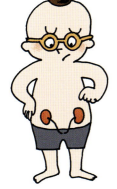

そんなにはたらいてだいじょうぶ？

使える栄養素をふたたび吸収！

腎臓でつくられたおしっこのもとは、すべてがおしっこになるわけではありません。おしっこのもとには、まだたくさんの栄養素が残っています。腎臓は、おしっこのもとから、カラダで使えそうな栄養素と水分をえらんで吸収し、ふたたび血液の中へもどします。

おしっこのもとのうち、99％がカラダへともどされ、残りの1％が、おしっことして外へ出されるのです。

ぼうこう
おしっこをためておくところ。

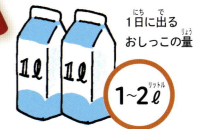

1日に出る
おしっこの量
1〜2ℓ

いろいろなものを食べよう！ 栄養素の分類

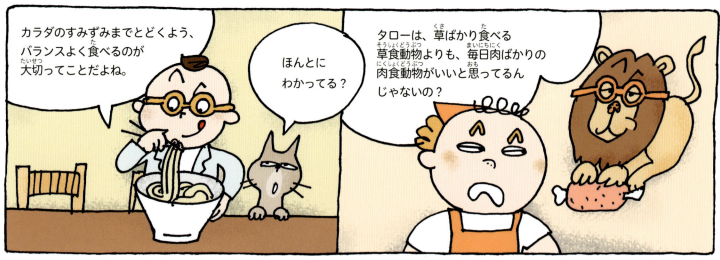

カラダのすみずみまでとどくよう、バランスよく食べるのが大切ってことだよね。

ほんとにわかってる？

タローは、草ばかり食べる草食動物よりも、毎日肉ばかりの肉食動物がいいと思ってるんじゃないの？

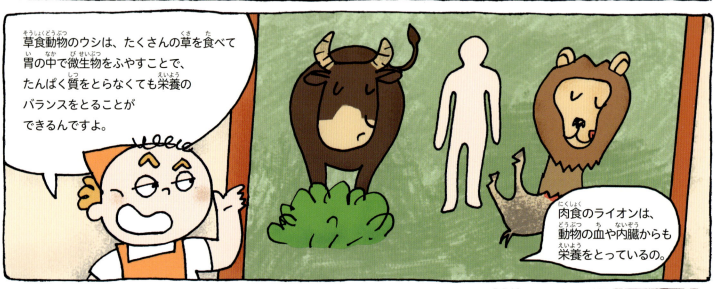

草食動物のウシは、たくさんの草を食べて胃の中で微生物をふやすことで、たんぱく質をとらなくても栄養のバランスをとることができるんですよ。

肉食のライオンは、動物の血や内臓からも栄養をとっているの。

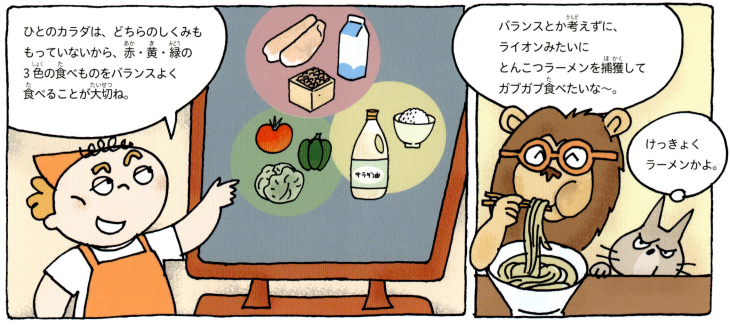

ひとのカラダは、どちらのしくみももっていないから、赤・黄・緑の3色の食べものをバランスよく食べることが大切ね。

バランスとか考えずに、ライオンみたいにとんこつラーメンを捕獲してガブガブ食べたいな〜。

けっきょくラーメンかよ。

3色のグループ

栄養素をじょうずにとりいれるには、さまざまな食べものをバランスよく食べることが大切です。
食べものはおもに、赤・黄・緑の3つのグループにわけられます。この3色がそろえば、しぜんに栄養バランスのとれた食事になるといわれています。

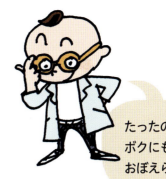

たったの3色なら
ボクにも
おぼえられそうだな。

赤のグループ

たんぱく質を多くふくみ、血や肉をつくる食べもののグループです。子どもは、筋肉や骨が成長しているので、大人よりもたくさん必要です。

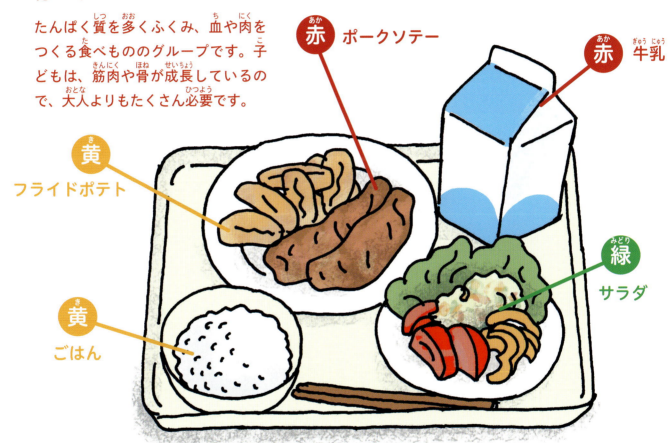

赤 ポークソテー

赤 牛乳

黄 フライドポテト

緑 サラダ

黄 ごはん

黄のグループ

炭水化物や脂質を多くふくみ、カラダを動かすエネルギーになる食べもののグループです。カラダの大きさや、カラダをどのくらい動かすかによって、必要な量がちがいます。

緑のグループ

ビタミンや無機質を多くふくみ、カラダの調子をととのえる食べもののグループです。子どもも大人もおなじくらいの量が必要です。

補足　微生物：目では見ることができないくらい、小さな生きもののこと。ひとや動物のカラダの中にもすんでいて、消化や吸収に関わっています。

くわしくは①『うんことカラダ』、④『ばい菌とカラダ』も見てみよう！

健康のすすめ！ こんなときは何を食べる？

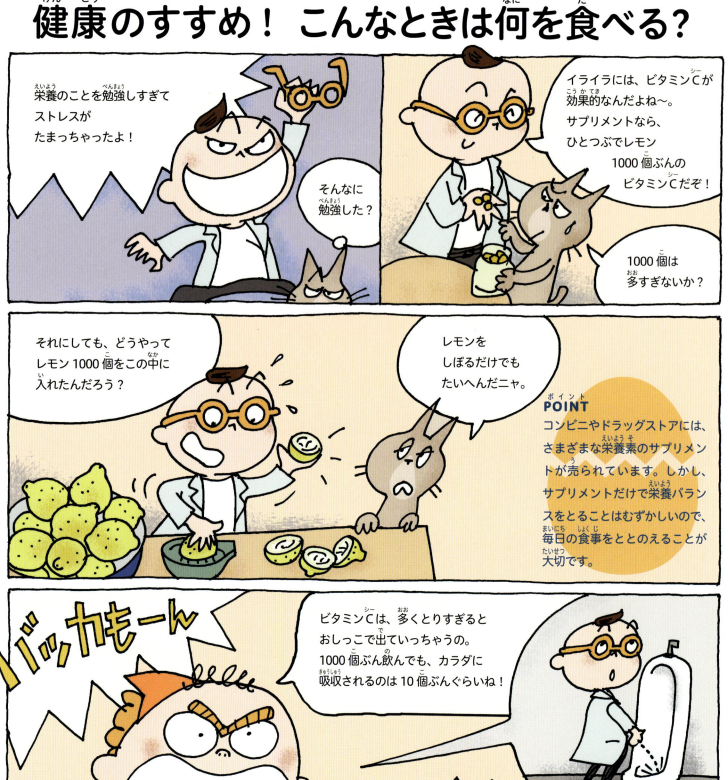

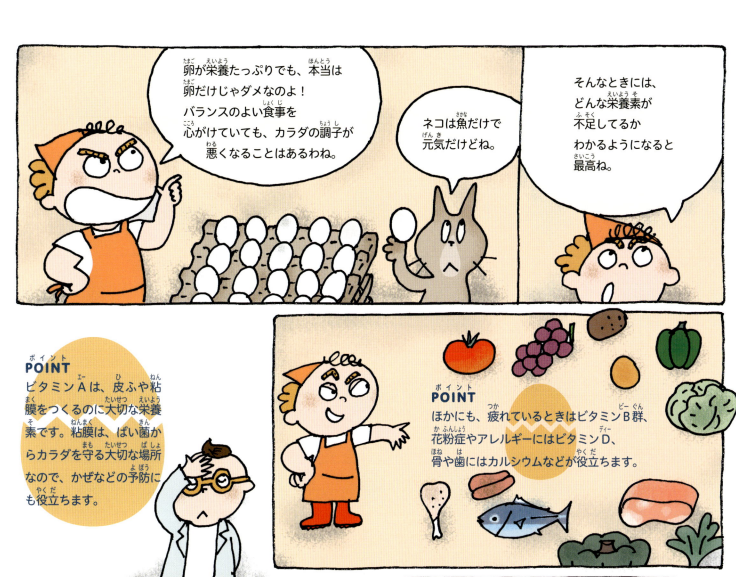
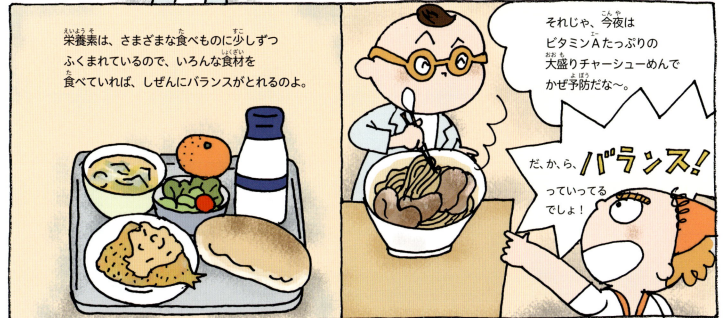

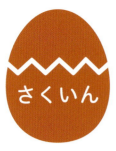

さくいん

32

作：石倉ヒロユキ（いしくら）

島根県松江市生まれ。絵本作家、エッセイストとして幅広く活動。「ポットくん」シリーズ、『育てて、発見！「トマト」』（以上、福音館書店）、『おやさいとんとん』『おこさまランチ　いただきま〜す』（以上、岩崎書店）『パパママつくって！かわいい段ボール家具』（NHK出版）、『暮らしの遊び方』（講談社）など多数の著書があるほか、ベストセラーとなった「野菜の便利帳」シリーズ（高橋書店）の企画制作にも携わる。

監修：金子光延（かねこ みつのぶ）（かねこクリニック）

東京都葛飾区生まれ。医学博士、日本小児科学会認定専門医。1986年、産業医科大学医学部卒業。産業医科大学病院小児科などで勤務。静岡赤十字病院小児科副部長を経て、2002年川崎市に「かねこクリニック」開院。著書に『よくわかる、こどもの医学ー小児科医のハッピー・アドバイス』（集英社）、『こどもの感染症　予防のしかた・治しかた』（講談社）、『こどもの予防接種ー知っておきたい基礎知識』（大月書店）など。

編集制作・デザイン　regia（羽鳥明弓、小池佳代、若月恭子）
イラスト　浅田弥彦
校正　株式会社 鷗来堂

参考文献・URL
『からだの不思議図鑑』竹内修二 監修（PHP研究所）
『カラー図解 生理学の基本がわかる事典』石川隆 監修（西東社）
『女子栄養大学栄養クリニックのこども栄養素えほん』女子栄養大学栄養クリニック 監修（日本図書センター）
『世界一やさしい！ 栄養素図鑑』牧野直子 監修、松本麻希 イラスト（新星出版社）
『「なぜ？」からはじめる 解剖生理学』松村讓兒 監修（ナツメ社）
「子どもの野菜摂取に関する意識調査」（カゴメ）
http://www.kagome.co.jp/library/company/news/2017/img/17033110001.pdf

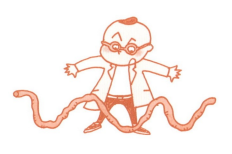

健康のすすめ！ カラダ研究所②

栄養とカラダ

・・・・・・・・・・・・・・・・・・・・・・・・・・・・・・

作　石倉ヒロユキ
監修　金子光延

発行　2018年2月　初版1刷
発行者　今村正樹
発行所　偕成社（かいせいしゃ）
　　　　〒162-8450　東京都新宿区市谷砂土原町3-5
　　　　TEL.03-3260-3221（販売部）　03-3260-3229（編集部）
　　　　http://www.kaiseisha.co.jp/
印刷所　小宮山印刷株式会社
製本所　株式会社難波製本
32p.　NDC490　28cm　ISBN978-4-03-544320-9
©2018,H.ISHIKURA　Published by KAISEI-SHA,Ichigaya Tokyo 162-8450　Printed in Japan
乱丁本・落丁本はおとりかえいたします。
本のご注文は電話・ファックスまたはEメールでお受けしています。
Tel:03-3260-3221 Fax:03-3260-3222 e-mail:sales@kaiseisha.co.jp

・・・・・・・・・・・・・・・・・・・・・・・・・・・・・・